儿童性教育启蒙绘本

我的身体

胡玥 / 著　派糖童书 / 绘

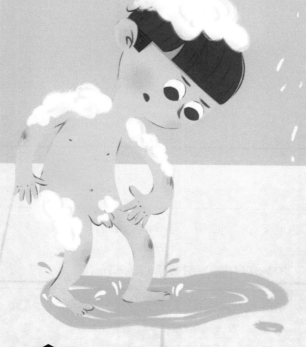

化学工业出版社
·北京·

图书在版编目（CIP）数据

我的身体 / 胡玥著；派糖童书绘． 一北京：化学工
业出版社，2020.6（2024.11重印）
（儿童性教育启蒙绘本）
ISBN 978-7-122-36583-5

Ⅰ.①我… Ⅱ.①胡… ②派… Ⅲ.①人体-儿童读
物 Ⅳ.①R32-49

中国版本图书馆CIP数据核字（2020）第052824号

儿童性教育启蒙绘本：我的身体
ERTONG XINGJIAOYU QIMENG HUI BEN WO DE SHENTI

责任编辑：潘英丽　　王婷婷
责任校对：王　静

出版发行：化学工业出版社（北京市东城区青年湖南街13号　邮政编码：100011）
印　　装：北京建宏印刷有限公司
787mm×1092mm　1/12　印张 3½　2024年11月北京第1版第6次印刷

购书咨询：010-64518888　　售后服务：010-64518899
网　　址：http://www.cip.com.cn
凡购买本书，如有缺损质量问题，本社销售中心负责调换。

定　　价：25.00元

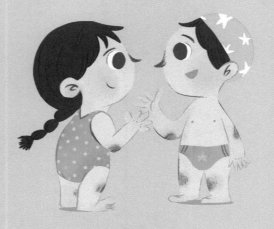

你知道一周中，小朋友们最最期待哪一天吗？
当然是星期六啦！

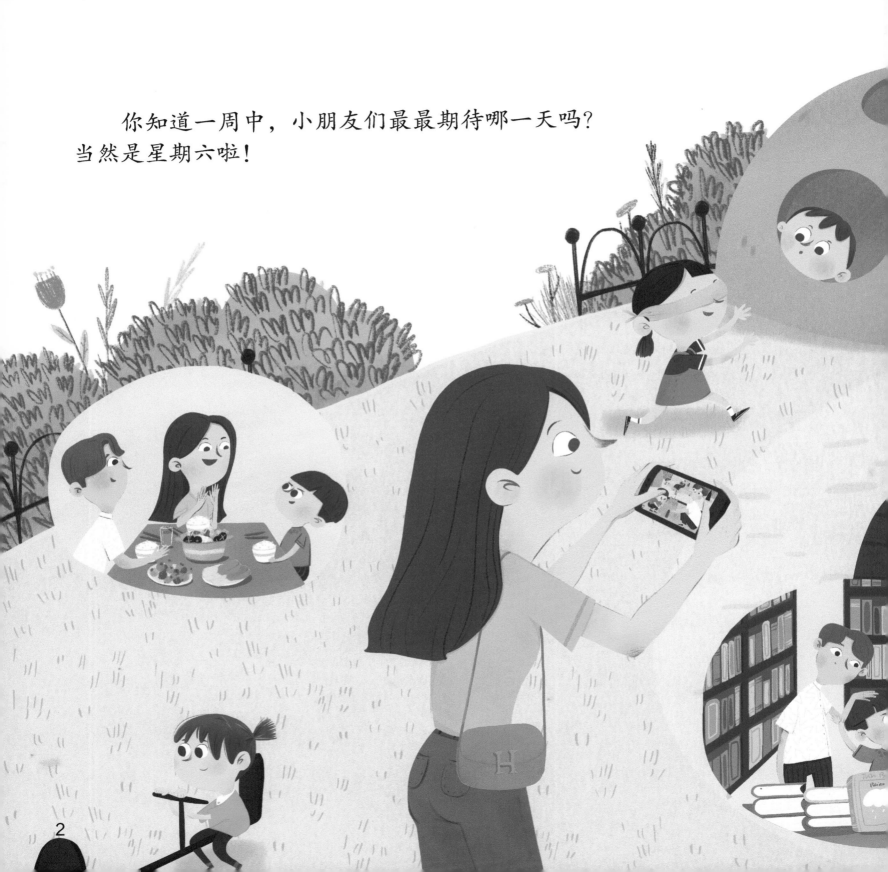

2

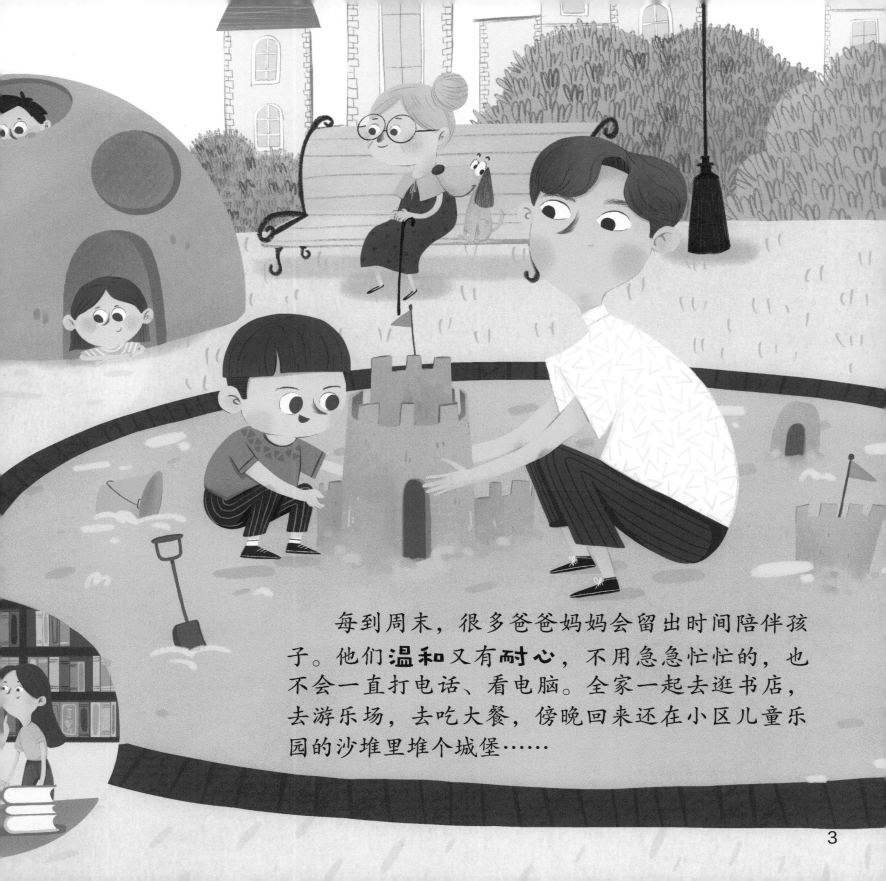

　　每到周末，很多爸爸妈妈会留出时间陪伴孩子。他们**温和**又有**耐心**，不用急急忙忙的，也不会一直打电话、看电脑。全家一起去逛书店，去游乐场，去吃大餐，傍晚回来还在小区儿童乐园的沙堆里堆个城堡……

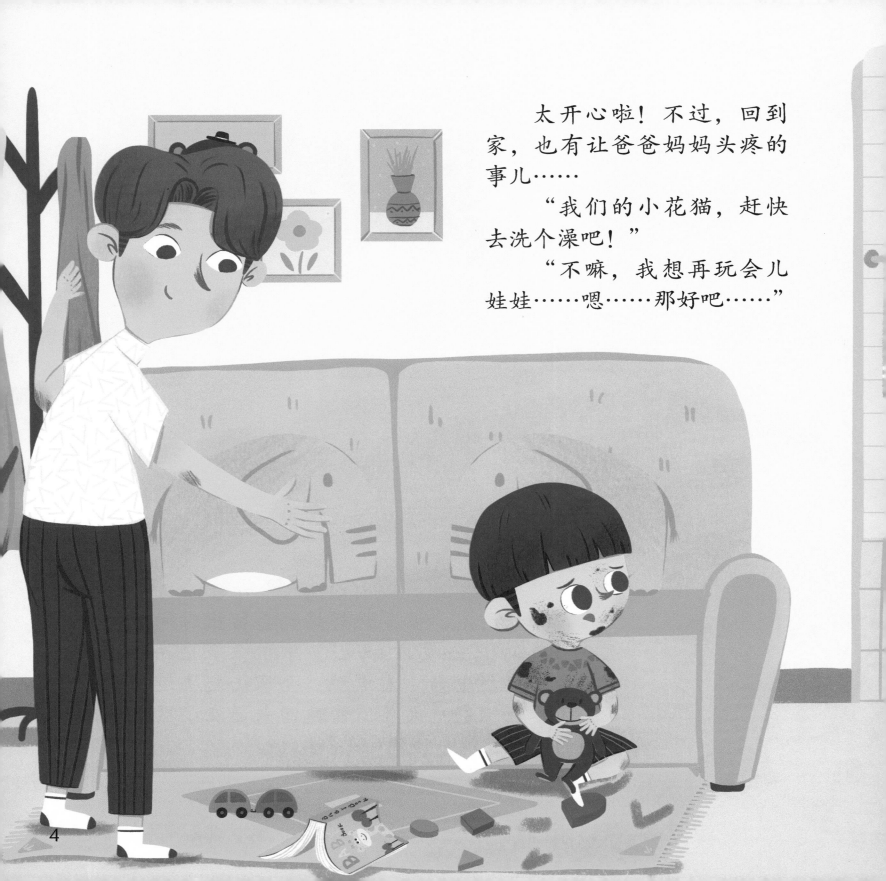

太开心啦！不过，回到家，也有让爸爸妈妈头疼的事儿……

"我们的小花猫，赶快去洗个澡吧！"

"不嘛，我想再玩会儿娃娃……嗯……那好吧……"

4

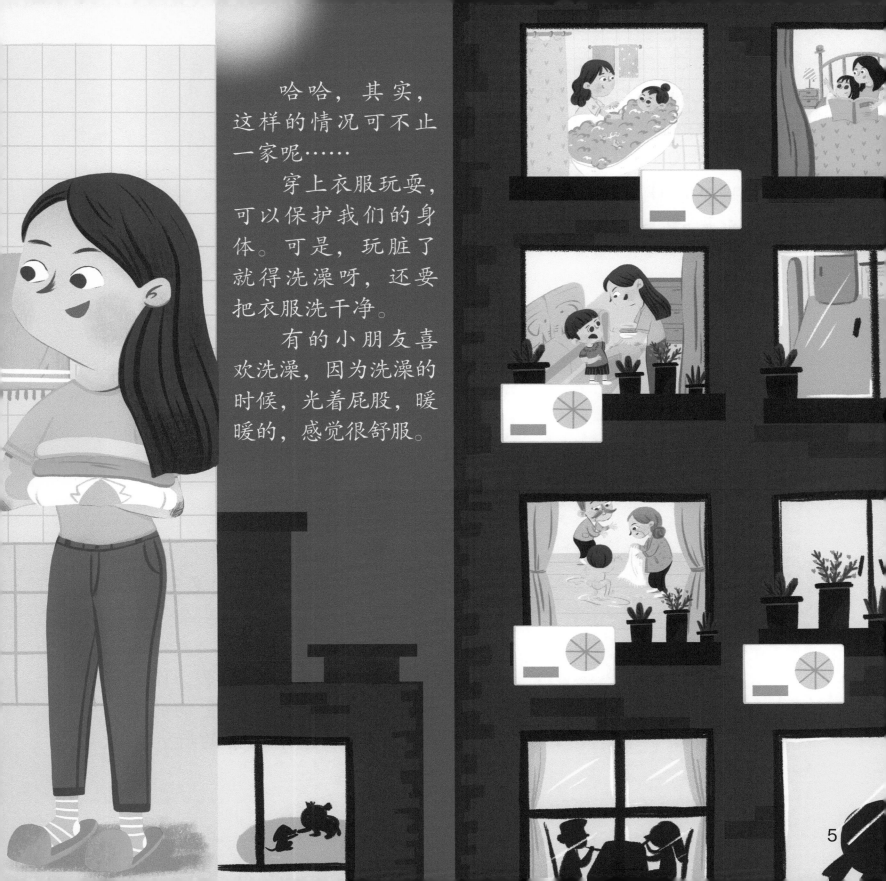

哈哈，其实，这样的情况可不止一家呢……

穿上衣服玩耍，可以保护我们的身体。可是，玩脏了就得洗澡呀，还要把衣服洗干净。

有的小朋友喜欢洗澡，因为洗澡的时候，光着屁股，暖暖的，感觉很舒服。

每个人的身体都是独一无二的。我们有一些相同的部位，也有不同的部位。对自己的身体感到好奇，是一件正常、自然的事。

"我喜欢自己的身体！"

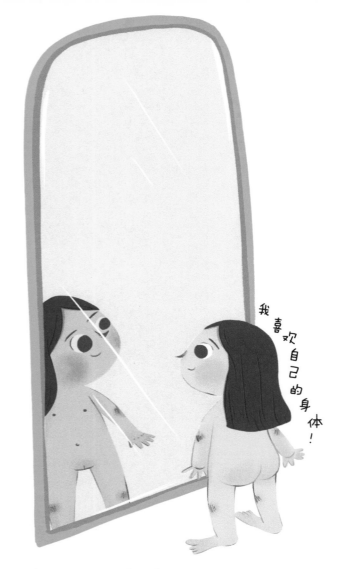

我喜欢自己的身体！

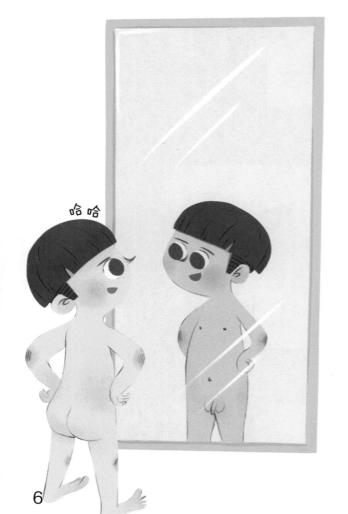

哈哈

身体的每个部位都有它的名字和作用。比如眼睛、鼻子、嘴巴、耳朵、头、手、腿、脚……

还有一些器官藏在身体里，比如一直跳动维持生命的心脏，消化食物的胃，呼吸气体的肺，排除身体毒素的肝，吸收营养的小肠……

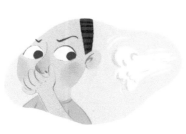

呼吸、闻气味

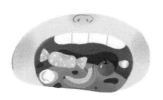

吃食物、喝水、说话、唱歌……

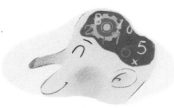

学习、思考、阅读等活动的指挥官

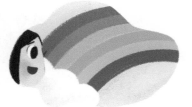

看东西

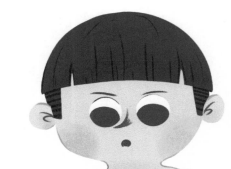

听声音

肺

肝

大肠

心脏

胃

小肠

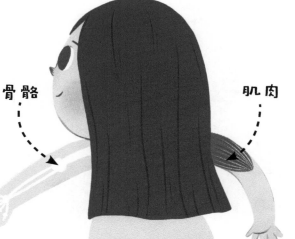

骨骼

肌肉

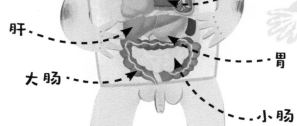

走路、踢球……

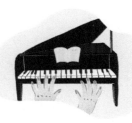

做手工、画画、弹琴……

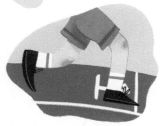

跑步、蹦蹦跳跳……

男孩女孩的有些器官是一样的，
而有些器官却不同。它们**都很重要**。

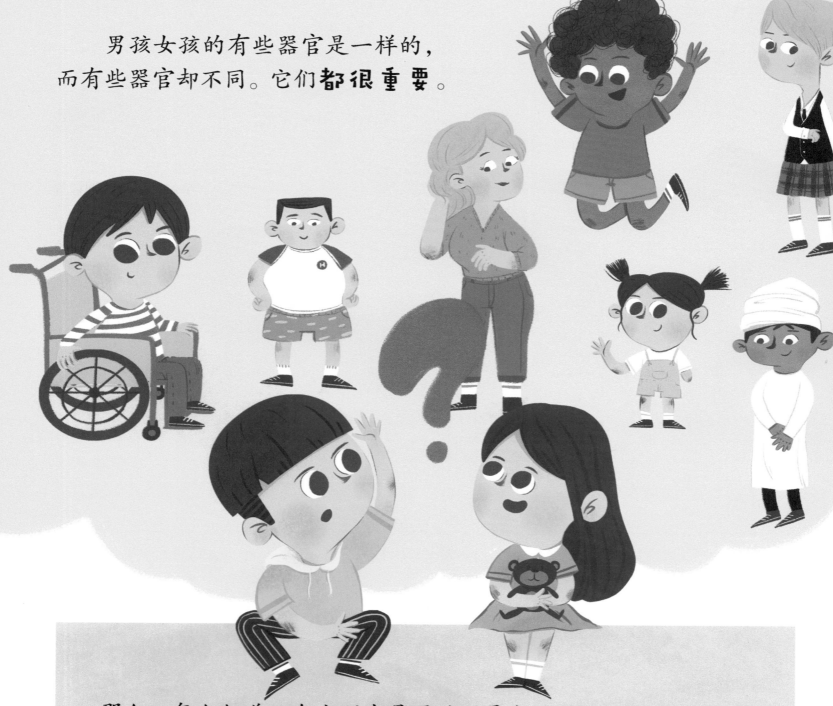

那么，怎么知道一个小朋友是男孩还是女孩呢？
看头发长短？看穿的衣服？看他喜欢的玩具？还是身体部位呢？

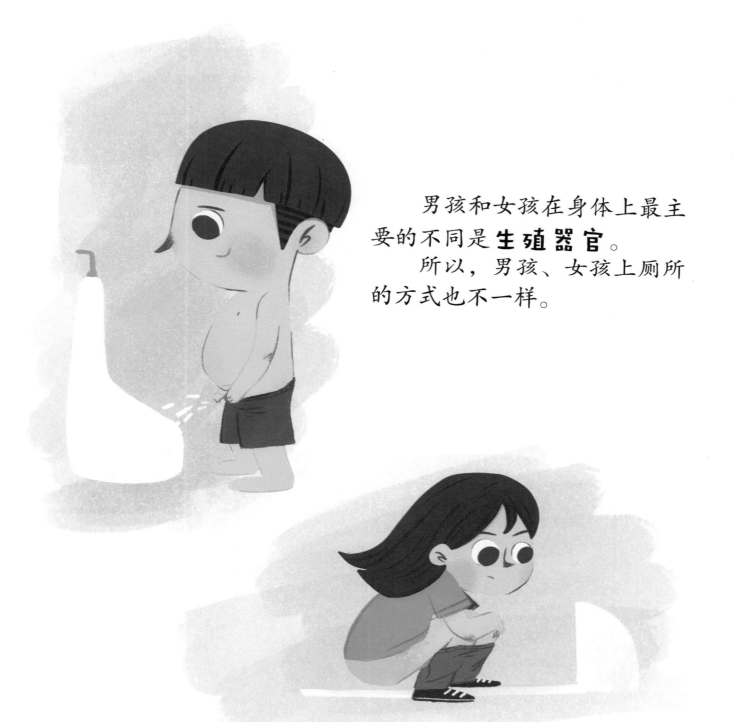

男孩和女孩在身体上最主要的不同是**生殖器官**。

所以，男孩、女孩上厕所的方式也不一样。

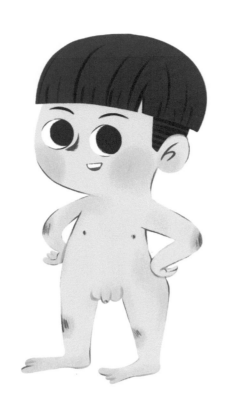

男孩的两腿之间有一个柱状的器官，有人叫它"小鸡鸡"，其实，它有自己的名字——**"阴茎"**。

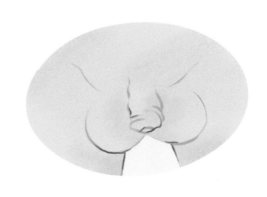

女孩的两腿之间也有一个器官，它也有自己的名字，叫**"阴道"**。

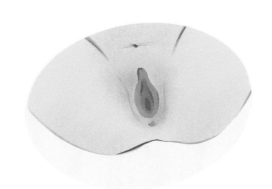

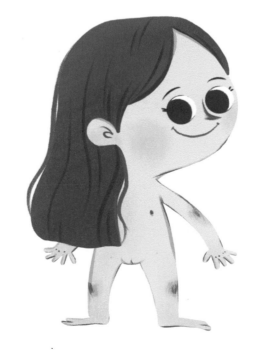

像爸爸妈妈一样，成年男性的生殖器官会产生**精子**，成年女性的生殖器官会产生**卵细胞**，这样才可以有宝宝。

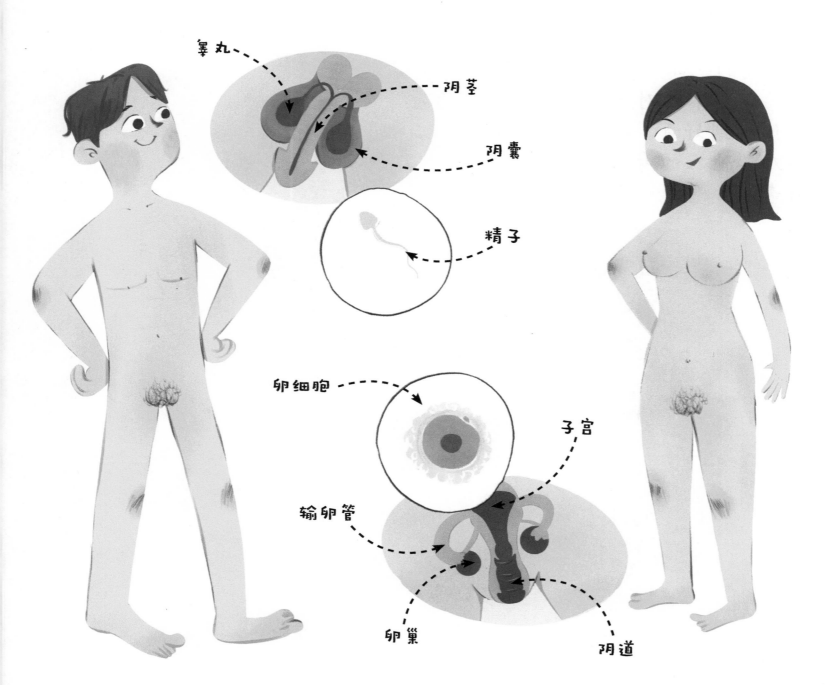

睾丸

阴茎

阴囊

精子

卵细胞

子宫

输卵管

卵巢

阴道

原来是这样啊！男孩和女孩、男人和女人的生殖器官不同。

生殖器官是我们身体重要的一部分。

我们不仅对自己的身体感到好奇，也可能会对其他人的身体感到好奇。

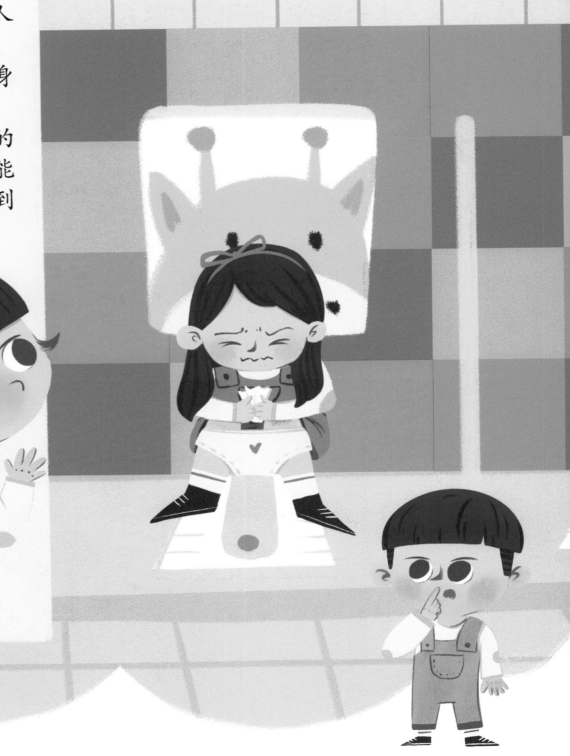

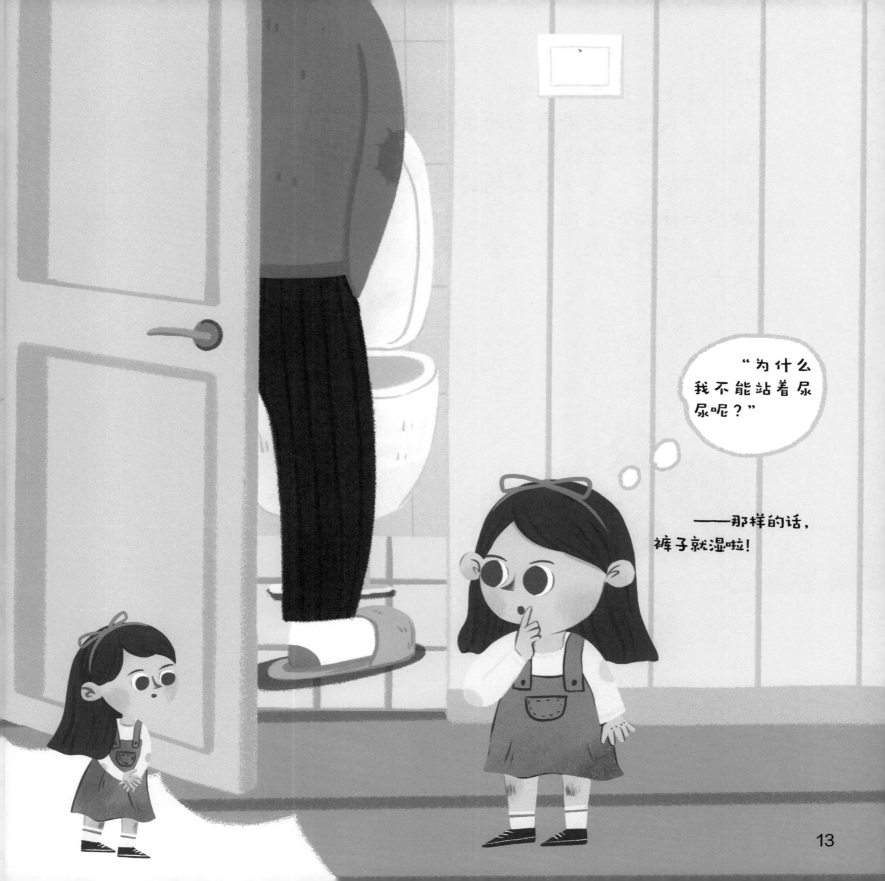

13

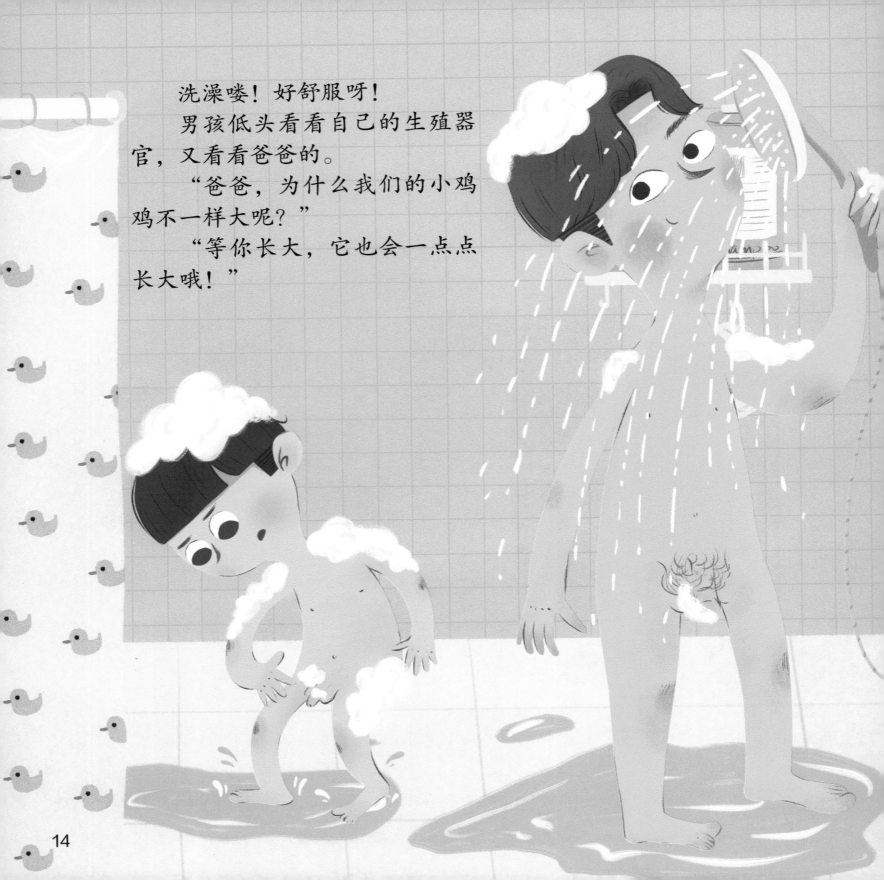

洗澡喽！好舒服呀！

男孩低头看看自己的生殖器官，又看看爸爸的。

"爸爸，为什么我们的小鸡鸡不一样大呢？"

"等你长大，它也会一点点长大哦！"

"那我给它浇浇水，会不会长得快一点儿呢？咱们家阳台上的花，每天洒水就能长大呀！"

"哈哈哈，浇水可不管用……"

爸爸开心地笑了，男孩也跟着咯咯笑了起来。

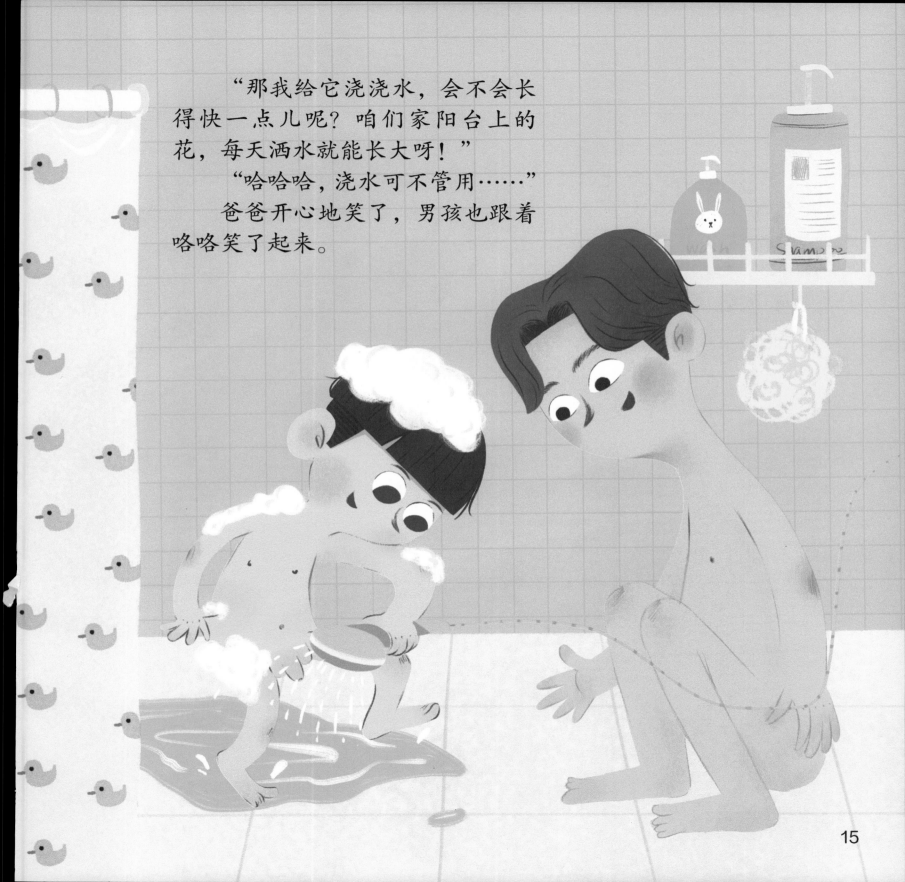

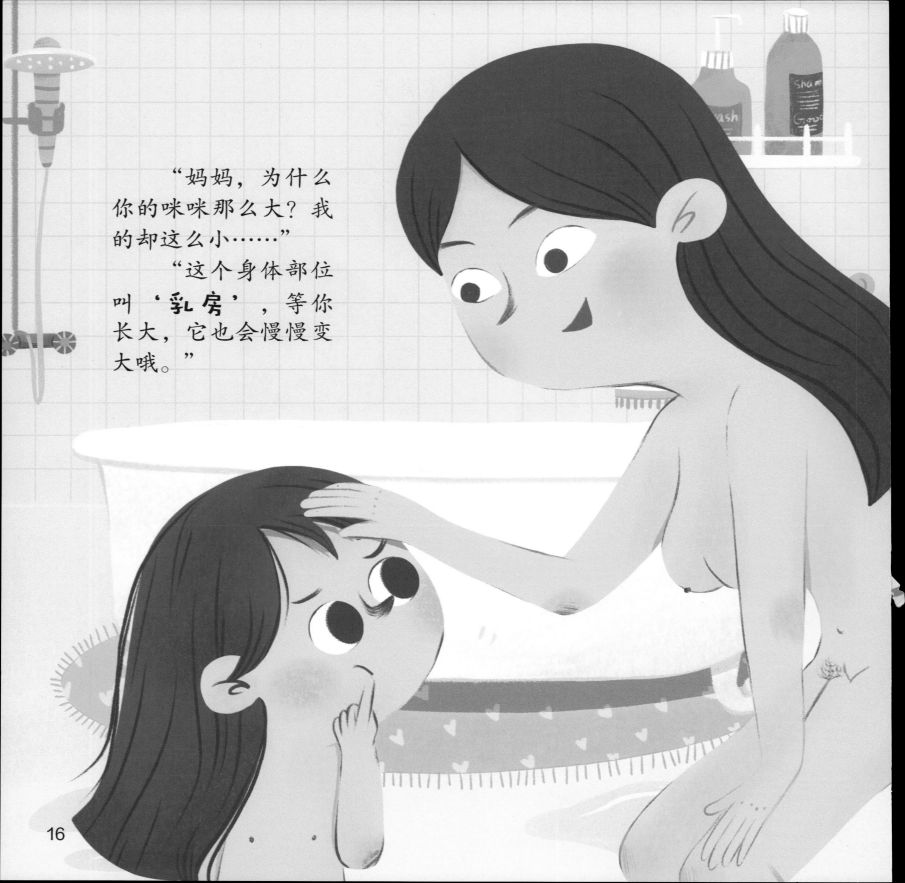

"妈妈，为什么你的咪咪那么大？我的却这么小……"

"这个身体部位叫'**乳房**'，等你长大，它也会慢慢变大哦。"

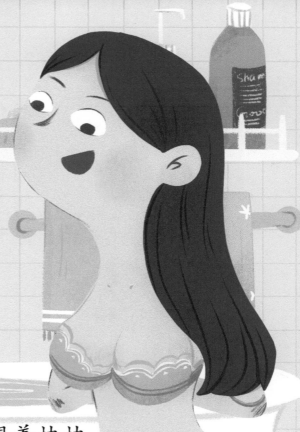

"妈妈，你为什么要穿这个呢？"

"妈妈，你看我的乳房变大啦！哈哈哈！"

"妈妈，你那里为什么有好多毛呢？"

"妈妈，每个人都会长毛吗？爸爸也有吗？为什么我没有呢？"

……

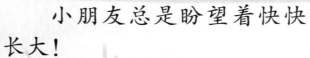

小朋友总是盼望着快快长大！

小朋友也总是有很多很多问题，但是，这都难不倒爸爸妈妈，他们**很愿意耐心地告诉你答案**。

17

我们每过一次生日，就长大一岁，身体也会发生变化，比如长高了、体重变重了……
　　同样，男孩女孩的生殖器官也会发生变化。
　　阴茎会变大，乳房会变大，身体也会慢慢长出像爸爸妈妈那样的体毛。

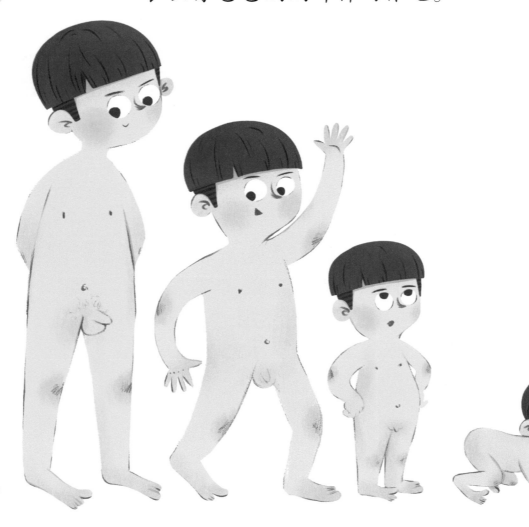

这些变化将会持续好几年甚至十几年，直到发育成熟。这些成长是生命带给我们的奇妙礼物，爸爸妈妈都**很高兴**看到我们美好的变化。

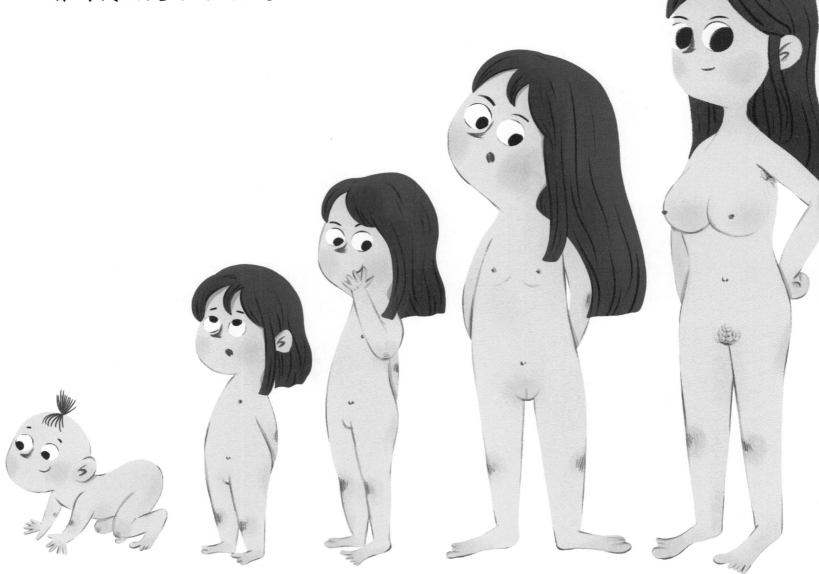

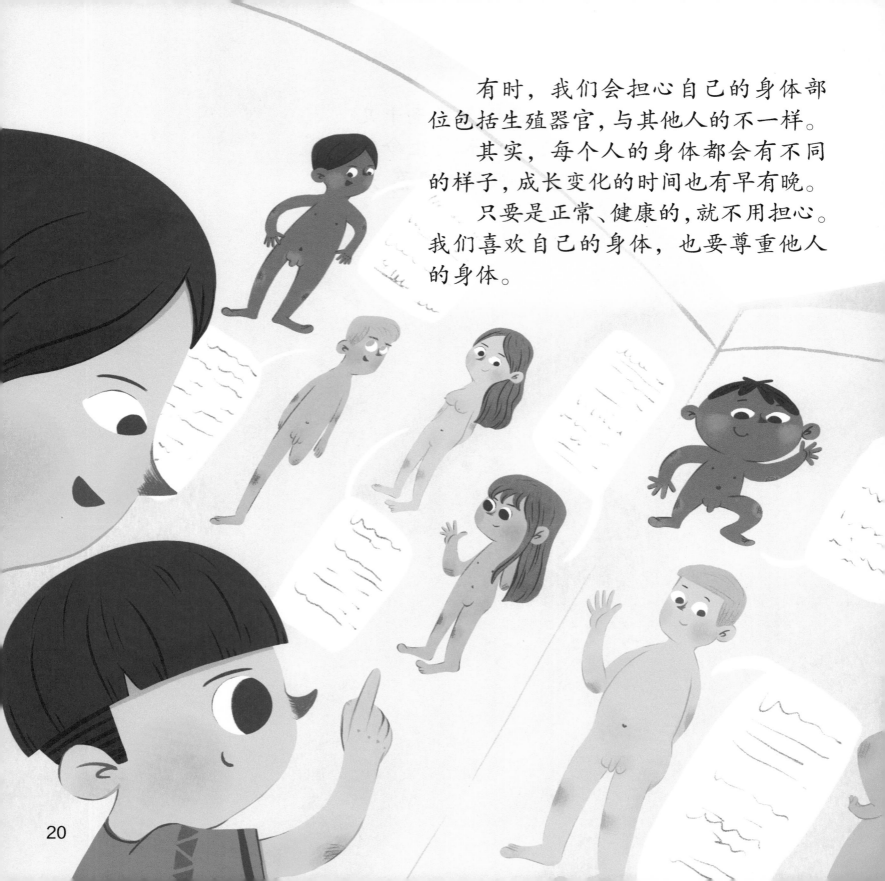

有时，我们会担心自己的身体部位包括生殖器官，与其他人的不一样。

其实，每个人的身体都会有不同的样子，成长变化的时间也有早有晚。

只要是正常、健康的，就不用担心。我们喜欢自己的身体，也要尊重他人的身体。

20

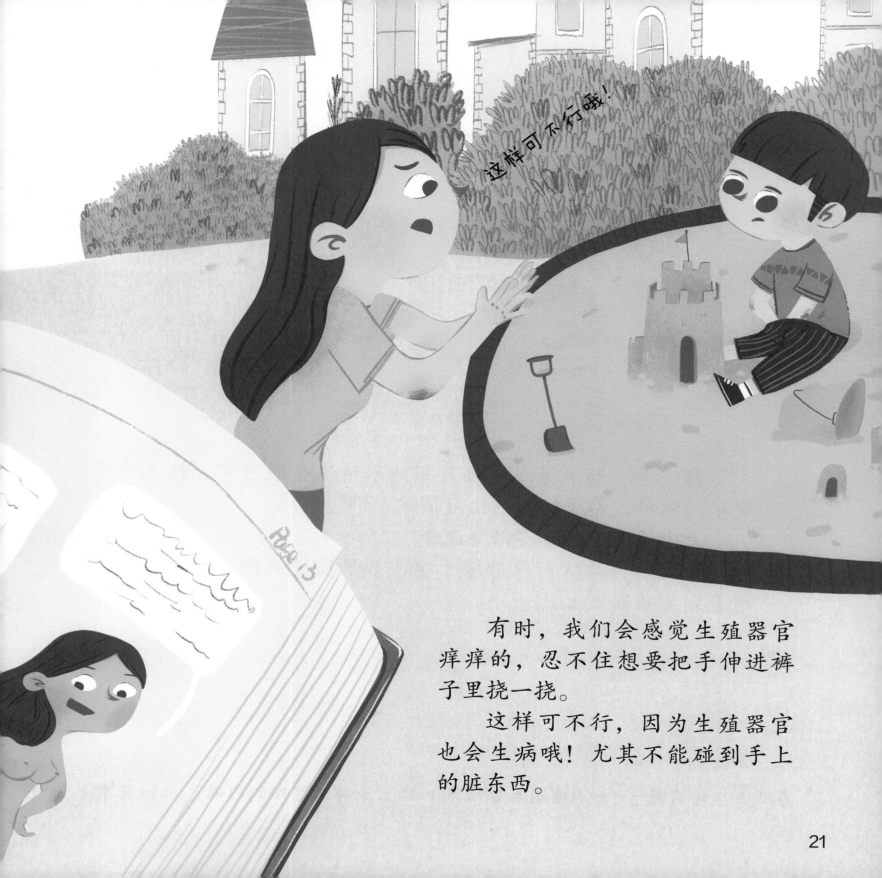

有时，我们会感觉生殖器官痒痒的，忍不住想要把手伸进裤子里挠一挠。

这样可不行，因为生殖器官也会生病哦！尤其不能碰到手上的脏东西。

21

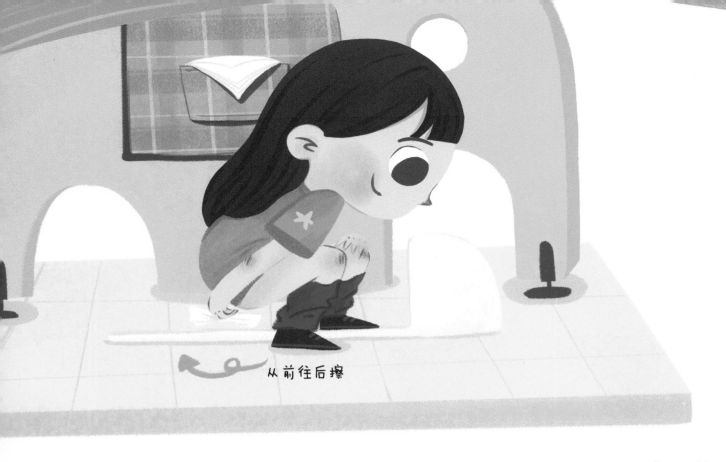

从前往后擦

　　勤洗手、勤洗澡或者每天用清水清洗生殖器官，换上干净、宽松的内裤，养成好的卫生习惯。

　　大小便前后，都要记得洗手。

　　大便后，要从前往后擦干净，如果反过来就可能会把脏东西污染到生殖器官上。

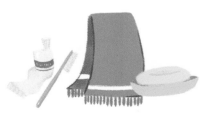

养成卫生好习惯

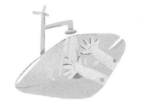

大小便前后要洗手

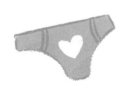

换上干净、宽松的内裤

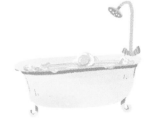

勤洗澡

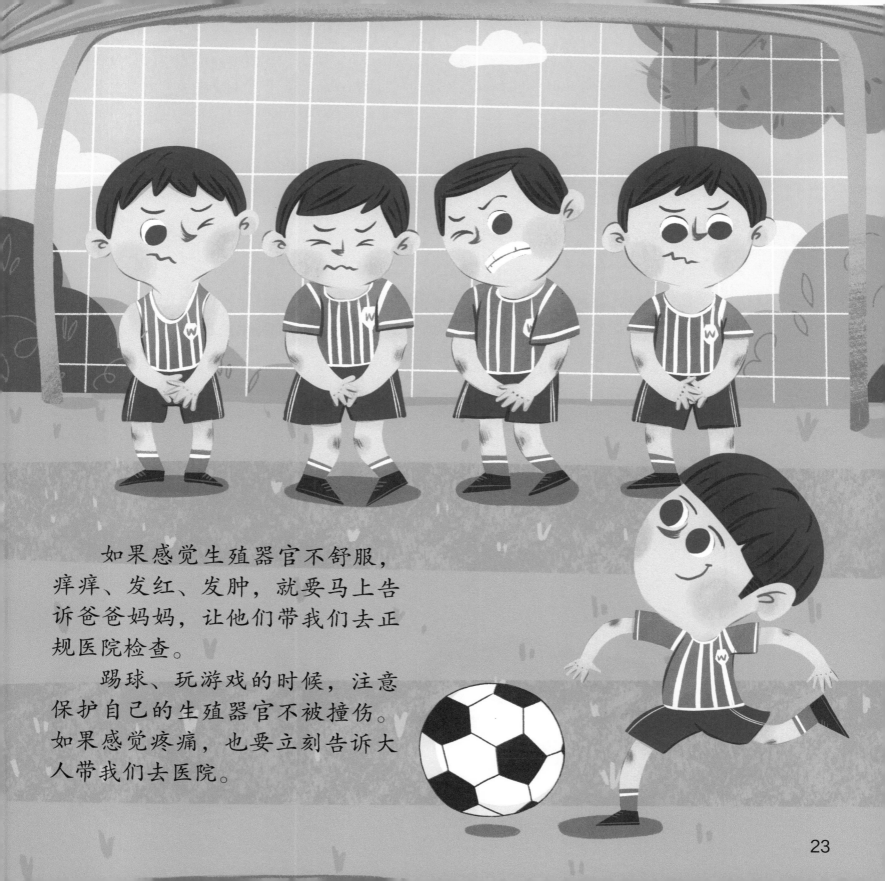

如果感觉生殖器官不舒服，痒痒、发红、发肿，就要马上告诉爸爸妈妈，让他们带我们去正规医院检查。

踢球、玩游戏的时候，注意保护自己的生殖器官不被撞伤。如果感觉疼痛，也要立刻告诉大人带我们去医院。

23

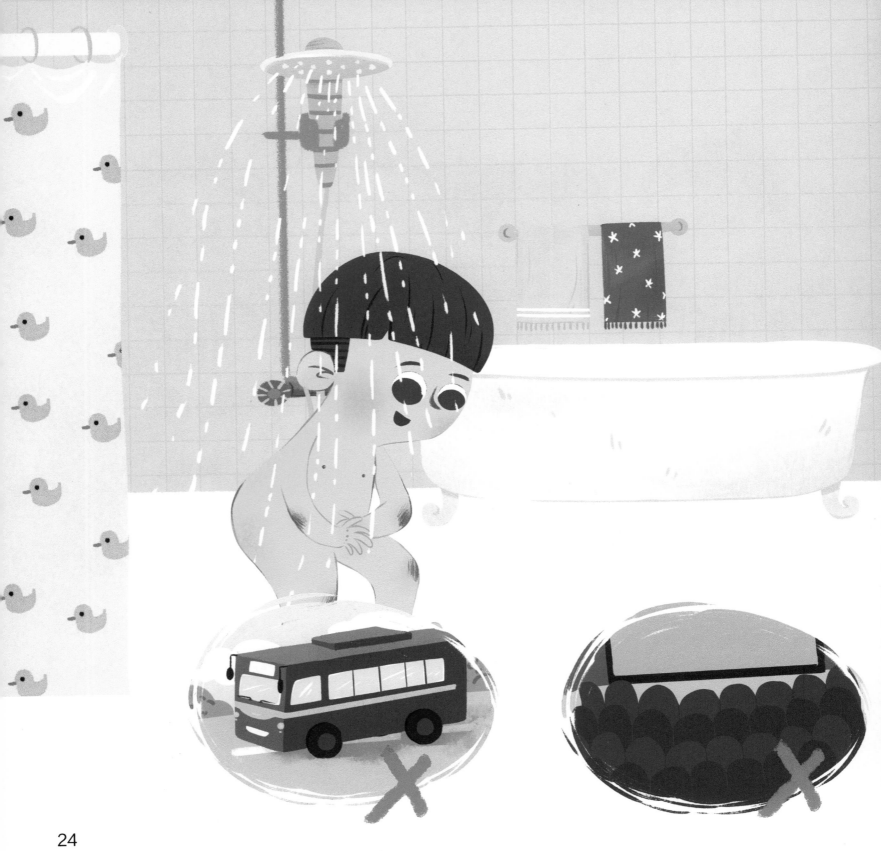

有时，即使没有感觉到痒痒或疼痛，小朋友可能也会触摸自己的生殖器官。这是正常、自然的。
　　但一定要注意卫生，更不能在公共场所这样做。

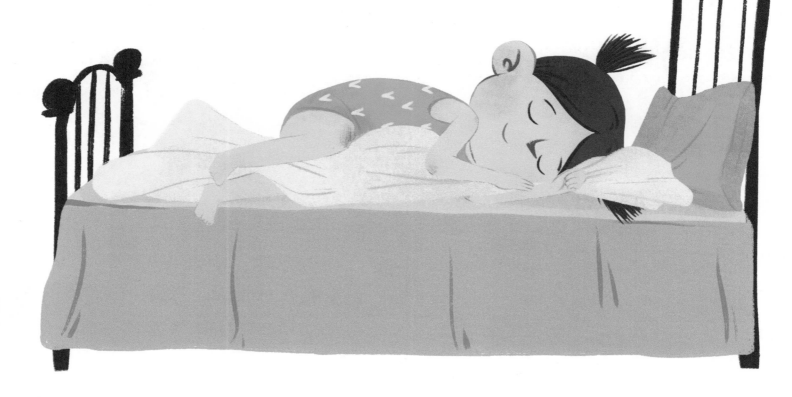

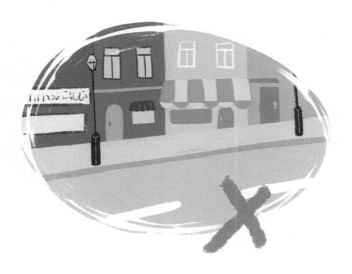

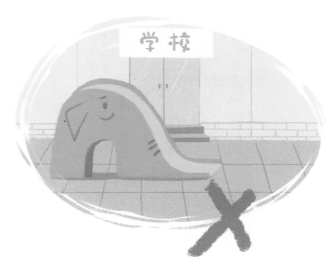

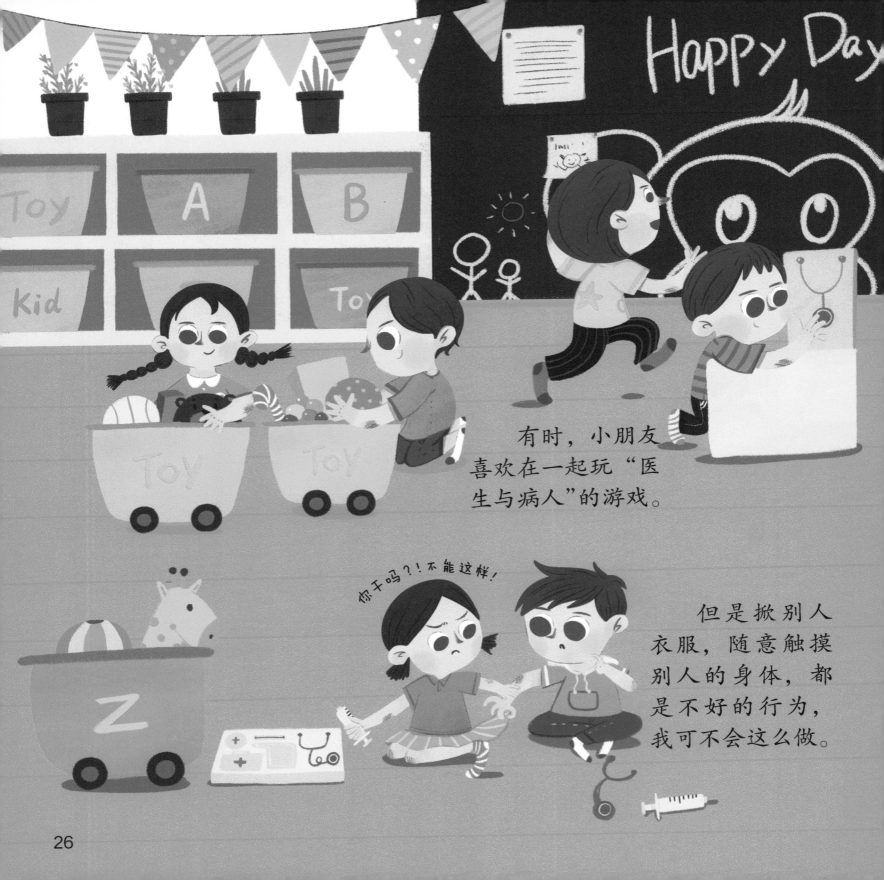

有时，小朋友喜欢在一起玩"医生与病人"的游戏。

但是掀别人衣服，随意触摸别人的身体，都是不好的行为，我可不会这么做。

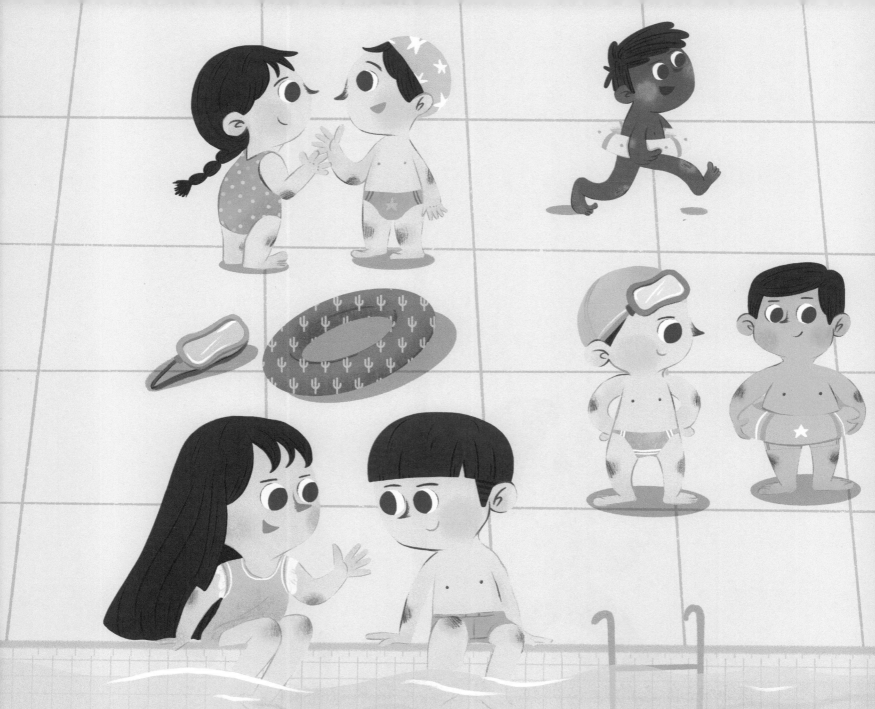

yǐn sī bù wèi

背心、短裤，或者泳衣、泳裤遮盖的身体部位，是我们的**隐私部位**。
男孩和女孩身体的隐私部位有所不同。

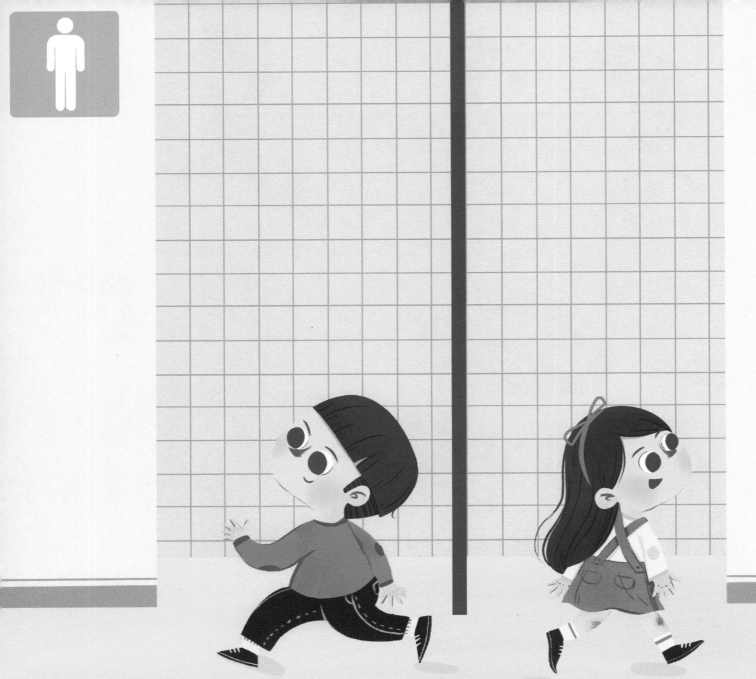

保护好自己的隐私部位，对男孩女孩来说都很重要。

上厕所、换衣服、洗澡的时候都要关好门，不在公共场所露出自己的隐私部位。

不让他人触摸或者偷看，也不去触摸或偷看别人的隐私部位。

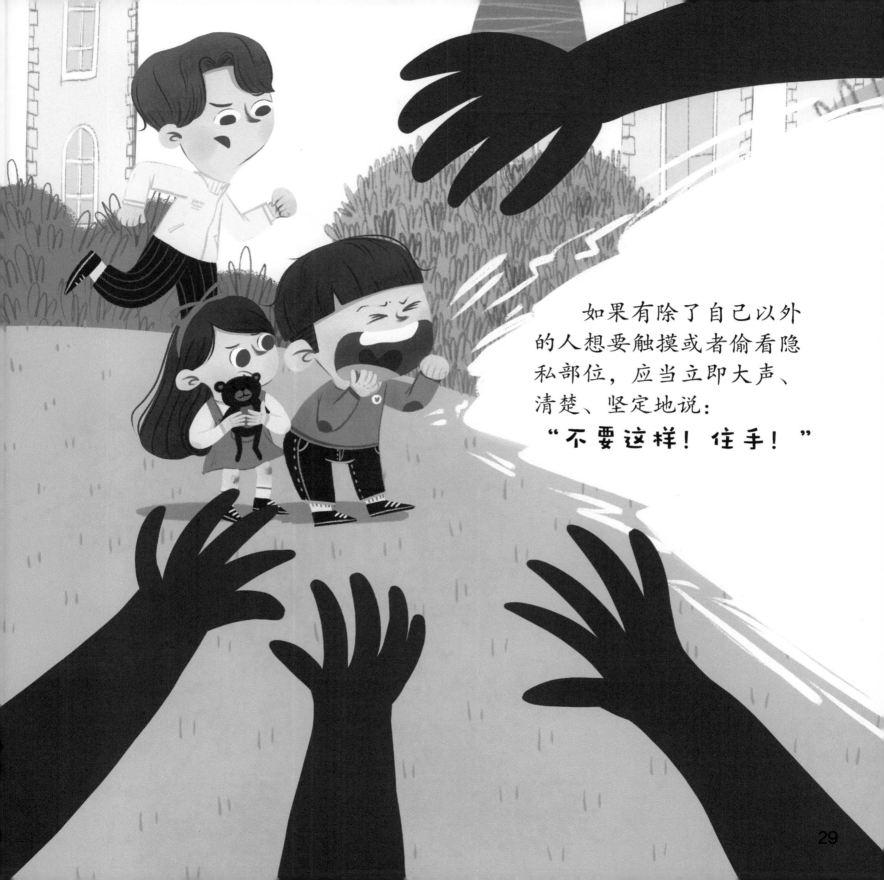

如果有除了自己以外的人想要触摸或者偷看隐私部位，应当立即大声、清楚、坚定地说："不要这样！住手！"

赶紧离开那里，并且马上把事情的经过告诉我们信任的成年人，请他们帮助自己。

信任的人，会让我觉得很安全，我愿意跟他们说话，分享秘密。他们也愿意给我提供帮助。

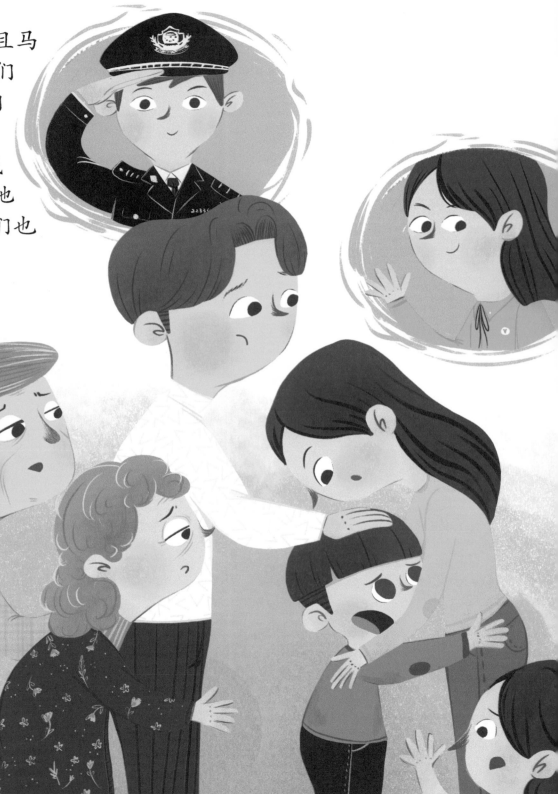

勇敢地表达自己的感受和想法，
才能让别人了解我们真实的需要。
　　当我不愿意做一件事的时候，就
要清楚地说出来。

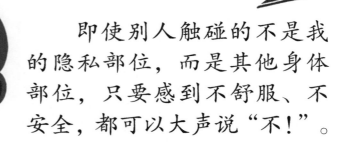

即使别人触碰的不是我
的隐私部位，而是其他身体
部位，只要感到不舒服、不
安全，都可以大声说"不！"。

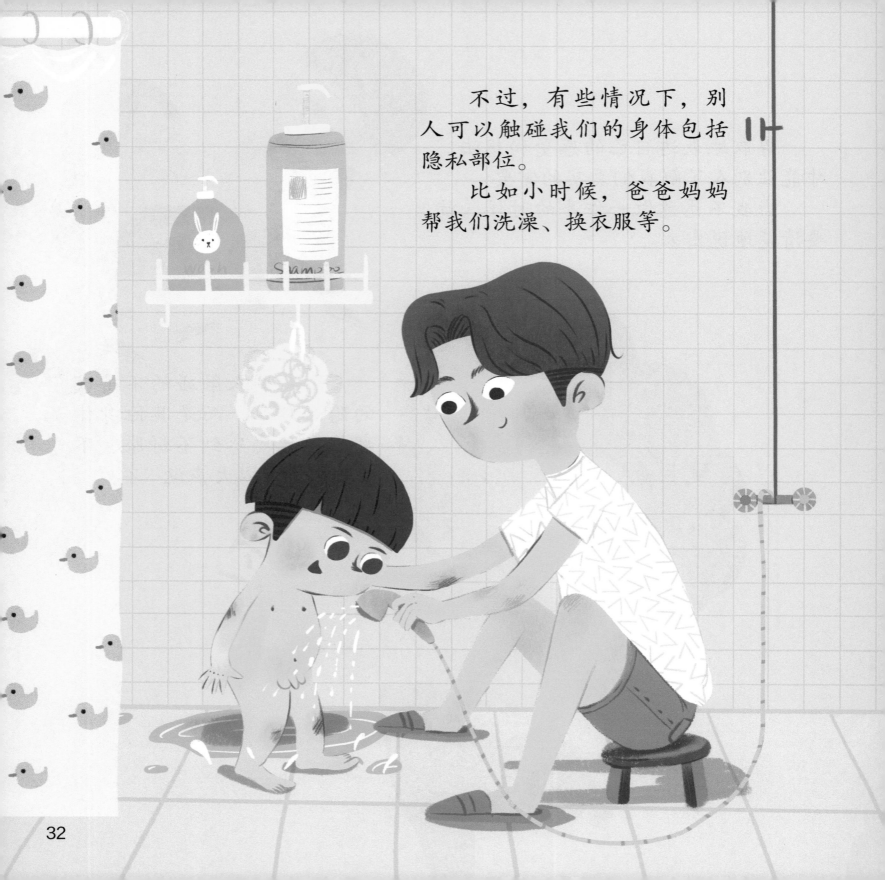

不过，有些情况下，别人可以触碰我们的身体包括隐私部位。

比如小时候，爸爸妈妈帮我们洗澡、换衣服等。

比如生病或受伤的时候，爸爸妈妈带我们去医院，医生给我们检查和治疗等。

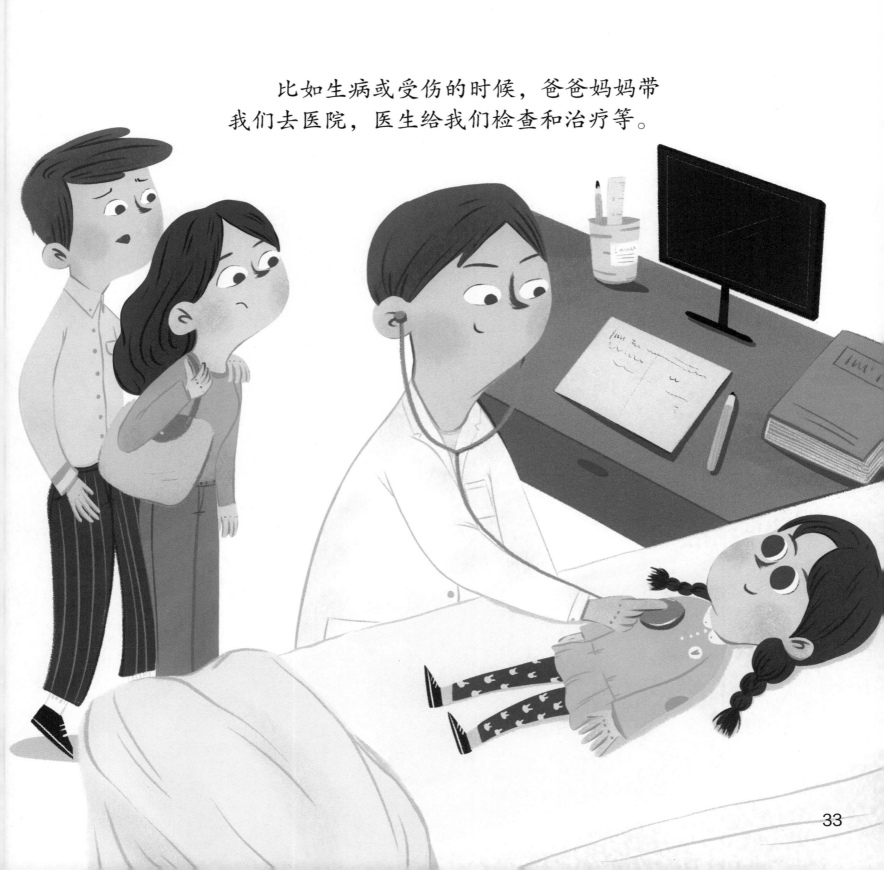

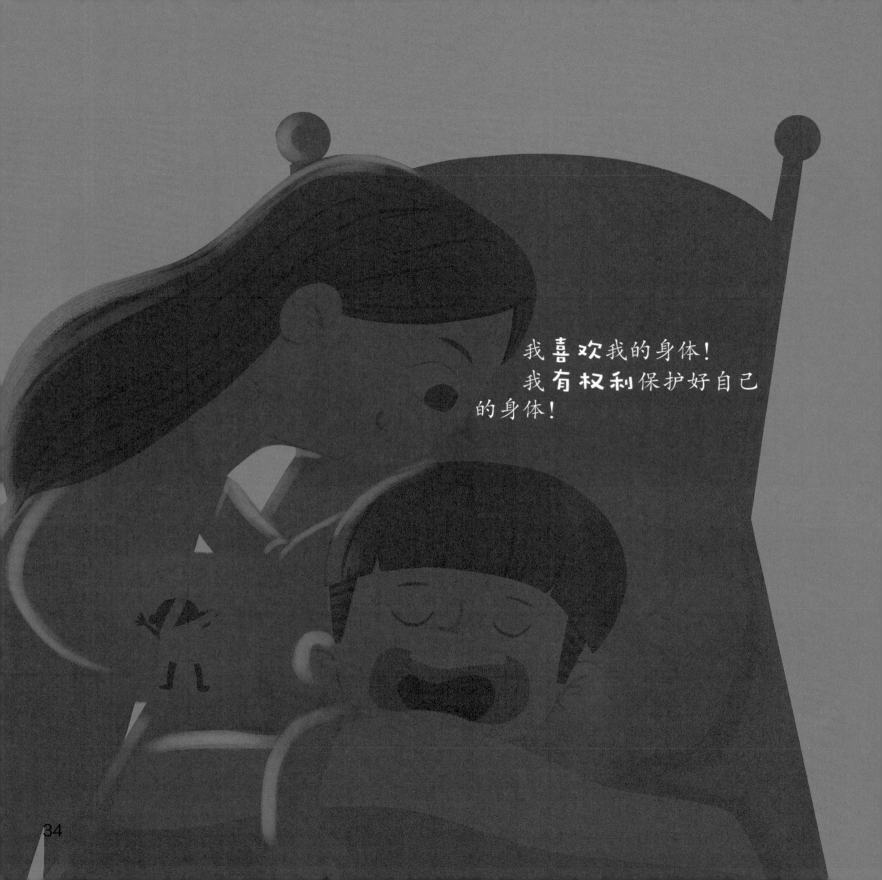

我**喜欢**我的身体！
我**有权利**保护好自己
的身体！

34

洗完澡，香喷喷的……
绘本故事也读完了……
爸爸轻轻地关上灯：
"早点睡觉，晚安喽！我
的宝贝！"

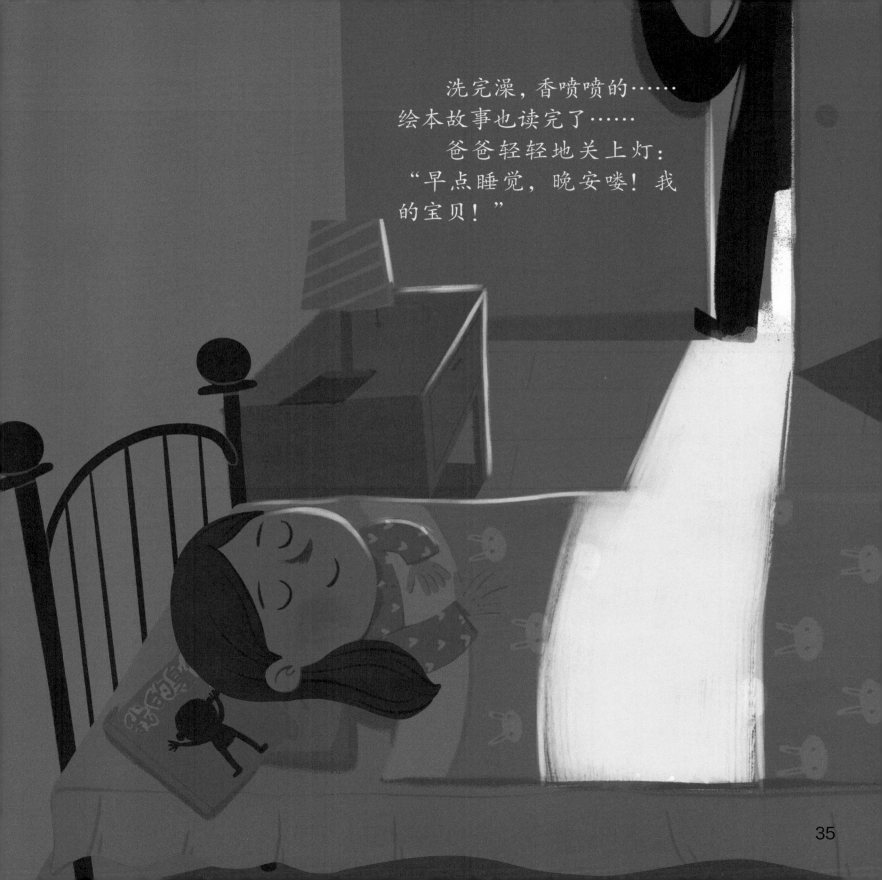